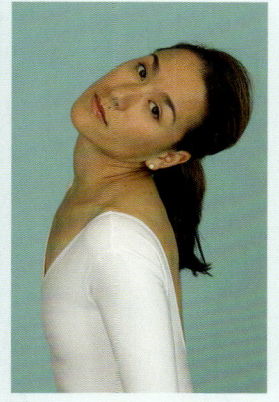
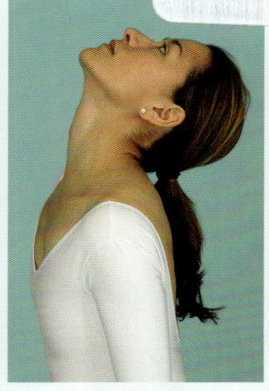
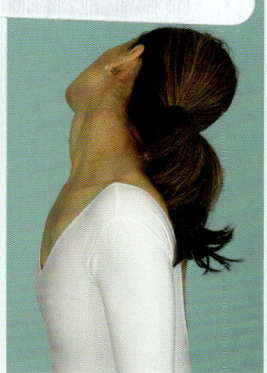

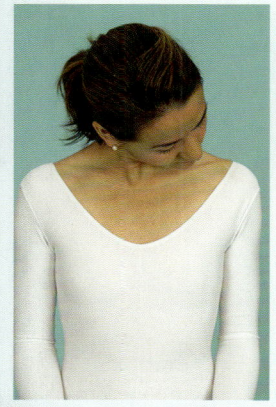
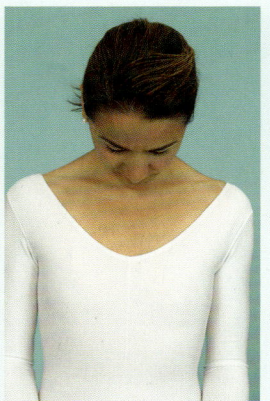
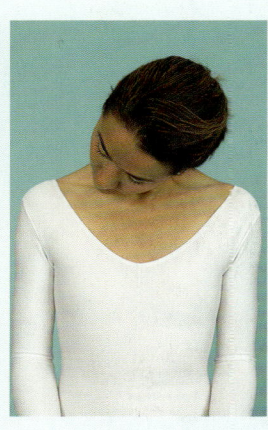

Inka Jochum

Das **Nacken-** und **Schulter**Heilbuch

Inka Jochum

Das **Nacken-** und **Schulter**Heilbuch

Mit Leichtigkeit Verspannungen lösen
und schmerzfrei werden

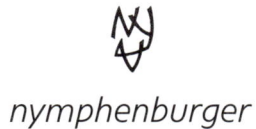

nymphenburger

Die in diesem Buch vorgestellten Übungen sind von der Autorin und dem Verlag sorgfältig geprüft und haben sich in der Praxis bewährt. Dennoch kann keine Garantie für das Ergebnis der Übungen übernommen werden. Bei Beschwerden ist ein Arzt oder Heilpraktiker zu konsultieren. Der Verlag und die Autorin schließen jegliche Haftung für Gesundheits- sowie Personenschäden aus.

Mehr Informationen zur Autorin
finden Sie unter www.inka-jochum.de
und zum Verlag unter www.nymphenburger-verlag.de

1. Auflage 2008
2. Auflage 2010

© 2008 nymphenburger in der
F.A. Herbig Verlagsbuchhandlung GmbH München.
Alle Rechte vorbehalten.
Redaktionelle Mitarbeit: Sabine Jaenicke
Umschlag: Wolfgang Heinzel
Fotos Innenteil: Wolfgang Roucka, München
Fotomodell: Maki Jochum
Satz: Walter Typografie & Grafik GmbH, Würzburg
Gesetzt aus 10/14 Optima
Druck und Binden: Offizin Andersen Nexö, Leipzig
Printed in Germany
ISBN 978-3-485-01158-7

Inhalt

Was Nacken und Schultern uns sagen

Der Nacken- und Schulterbereich ist ein Spiegel dafür, wie wir mit den Anforderungen des Lebens umgehen. Ein spielerischer Umgang damit ist immer ein Zeichen für Lebendig- **Kraft aus der** keit und Kraft in unserer Körpermitte. Wenn wir **Körpermitte** Menschen mit offenem Brustkorb und freien Schultern begegnen, fühlen auch wir uns frei und so angenommen, wie wir sind. Oder denken wir an die Anmut und Würde der Inderinnen und Afrikanerinnen, wie sie, ganz in ihrer Mitte, spielerisch ihre Wasserkrüge auf dem Kopf balancieren. Man spürt deutlich die Zusammengehörigkeit ihrer Halswirbelsäule und Lendenwirbelsäule. Und man fühlt ihre Kraft aus der Mitte, die einen tiefen entspannten und ruhigen Atem voraussetzt.

Dies sind auch schon die wichtigsten Bausteine dieses Buches: d.h. Schulter- und Nackenverspannungen der Halswirbelsäule können nicht isoliert betrachtet werden, sondern immer im Zusammenspiel mit der Lendenwirbelsäule und einem tiefen Atem. Durch die s-förmige Krümmung der Wirbelsäule können sich Fehlhaltungen im Bereich der Halswirbelsäule im Bereich Lendenwirbelsäule ausdrücken und umgekehrt.

Betrachten wir die Menschen in unserem Kulturkreis, sehen wir sehr häufig, dass Kopf und Nacken der restlichen Wirbelsäule in Schräglage vorauseilen, als wollten sie sich selbst überholen. Oder die Schultern werden angstvoll nach oben gezogen, der Kopf sitzt direkt auf den Schultern auf, der Nacken scheint verschwunden. Oder die sehr häufige, typische Haltung eines erfolgreichen Menschen: Kinn nach oben, der Nacken verkürzt.

Fehlhaltungen durch Körperbewusstsein abbauen All diese Fehlhaltungen sind eine persönliche Antwort auf die Herausforderungen des täglichen Lebens und können über ein verbessertes Körpergefühl und Körperbewusstsein verändert und abgebaut werden. Einen verspannten Nacken kennt so gut wie jeder. Ob nach einer starren Haltung am Schreibtisch, nach einer langen Autofahrt oder einer ungünstigen Schlafhaltung: Der Nacken macht sich sehr schnell bemerkbar, wenn ihm etwas nicht behagt. Ein Knirschen und Knacken des Nackens gehört für viele zur alltäglichen Wahrnehmung.

Ein gestreckter Nacken wie der eines Toreros zeugt von Kraft und Durchsetzungsvermögen.

Der Nacken trägt unseren Kopf und verbindet ihn mit dem restlichen Körper. Deshalb reagiert er sofort, wenn wir aus dem Gleichgewicht geraten.

Die Aufgabe der Schulter ist es, das Verhältnis zwischen „Tun und Lassen" zu regulieren. Schultern sind die entscheidende Instanz für Freiheit – es gibt keine Freiheit ohne Elastizität in den Schultern. Wie der Mensch seine Schultern trägt, so frei ist er.

Die meisten Verspannungen (Myogelosen) des Rückens sitzen zwischen den Schulterblättern. Das Gewicht der Schultern belastet das Herz. Wenn die Schultern frei werden, **Schulterarbeit** wird das Herz frei. Schulterarbeit ist Herzarbeit und **ist Herzarbeit** ermöglicht eine verbesserte Herzdurchblutung. Die seelische, körperliche und geistige Entmüdung geht über die Schultern.

Wenn man die Schultern festhält und ein Ziel dabei anstrebt, hat man keinen freien Gedanken. Pflichtgefühl und Verantwortung lassen oftmals die Schultern erstarren. Hochgezogene und nach vorn geneigte Schultern sind meist ein Zeichen von Ablehnung und eine Schutzhaltung bei Angst. Hängende Schultern deuten oft auf einen Energiemangel hin und zeigen Kraftlosigkeit, Hilflosigkeit, Verzerrung.

In diesem Zusammenhang fällt mir der Titan Atlas aus der griechischen Mythologie ein, der den Himmel auf seinen Schultern trägt. Auf vielen Abbildungen ist ihm sein Widerwillen deutlich ins Gesicht geschrieben. Der erste Halswirbel, auf dem der Kopf ruht, wurde nach diesem Titan benannt und heißt Atlas. Er ist ringförmig und ermöglicht Nickbewegungen. Der zweite Wirbelkörper heißt Axis. Er hat einen Stachel, der in den ersten Wirbel hineinragt und Drehbewegungen ermöglicht. Wir sollten den Atlas mit dem gesamten Nacken ohne den Ausdruck von Widerwillen spielerisch und mit Leichtigkeit sanft schwingen lassen.

Die Basis des Übungsprogramms

In meiner praktischen Arbeit als Körpertherapeutin erlebe ich seit mehreren Jahren, dass die Zahl der Menschen mit Nacken- und Schulterproblemen rapide zunimmt. Fast 95 Prozent kommen wegen Schmerzen im Halswirbel- oder Lendenwirbelsäulenbereich zu mir. Über die Jahre habe ich ein Programm aus Atemtherapie, Yoga und Qi Gong entwickelt, das effektive Hilfe bietet. Das einzig Wichtige dabei: üben, üben, üben.

Dieses Übungsprogramm ist letztlich durch die große Nachfrage meiner Patienten entstanden. Sie wollten wissen, was sie unabhängig von Fitness-Studios, Joggen usw. zu Hause gegen ihre Nackenverspannungen und Schulterschmerzen tun könn-**Übungen** ten. Es müssten Übungen sein, die man einfach und **auch für den** ohne viel Aufwand in den Alltag integrieren kann. **Alltag** Auf dieser Basis ist ein Programm entstanden, das über die Jahre immer wieder Veränderungen erfahren hat und durch die praktische Arbeit mit den Patienten auch Ergänzungen.

Durch das breite Spektrum meiner Ausbildungen und meine über vierzigjährige praktische Erfahrung war es mir möglich, Übungen aus verschiedenen Bereichen zu kombinieren.

Sie können die Schultern noch so häufig heben, senken und kreisen – wenn Sie dabei nicht ganzheitlich mit dem Atem aus der Körpermitte verbunden sind, werden Sie keine echten Fortschritte erzielen. Zwar ist das Training und die Kräftigung der Muskulatur von äußerster Wichtigkeit, doch muss der Schulter- und Nackenbereich mit Energie und Atem aus der Körpermitte gesteuert und genährt werden.

Nur die Wärme und Kraft aus dem Unterbauch ermöglichen ein freies Schwingen des Nackens und der Schultern.

Die Qualitäten der verschiedenen Bereiche greifen alle ineinander über. Sehr vereinfacht könnte man sie vielleicht wie folgt benennen:

- Im Qi Gong wurzeln Ruhe und Gelassenheit sowie Vorstellungskraft. Es ist wichtig, sich vor jeder Übung in einen gelösten körperlichen und geistigen Zustand zu bringen.
- Aus dem Yoga entspringen Konzentration, Achtsamkeit, Wahrnehmung und Gleichgewicht sowie die Grenzerfahrung der Dehnbarkeit.
- Die Atemtherapie vermittelt ein zentriertes Gefühl und bildet die Basis jeglicher Energiearbeit.

Das Zusammenspiel der drei Disziplinen ist möglich, weil sie **Körper, Geist** etwas Gemeinsames verbindet: Körper, Geist und **und Seele har-** Seele werden harmonisiert. Sie greifen ineinander **monisieren** und durch die Vernetzung verdichtet sich die Ausdruckskraft.

Nutzen deshalb auch Sie dieses kleine Büchlein, um sich von Ihren Schmerzen zu befreien, Ihre Haltung zu verbessern und Ihre Lebensqualität zu steigern. Umarmen Sie das Leben in seiner Fülle.

Das Programm im Überblick

Sie können alle Übungen in Ihren Alltag integrieren.

Das Nacken- und Schulterprogramm
- Sie können es zwischendurch im Büro, beim Warten auf den Bus, in der S-Bahn oder wo auch immer durchführen.
- Die Prinzipien dieser Übungen sollten Sie immer begleiten. Achten Sie immer wieder zwischendurch auf Ihren Nacken, Ihre Schultern, lenken Sie Ihre Aufmerksamkeit auf Ihre Atmung und Ihr Gleichgewicht. Nur durch diese Achtsamkeit können Sie sich aus alt eingeübten Bewegungsmustern lösen. Freuen Sie sich auch über kleine Fortschritte.

Ergänzende Übungen
- Sie sind zur Vertiefung Ihres Atems und Ihres Gleichgewichts gedacht.
- Üben Sie die Übung am häufigsten, die Ihnen am schwersten fällt.
- Integrieren Sie, wenn möglich, auch diese Übungen in Ihren Alltag.
- Achten Sie auf das sanfte Abrollen Ihrer Füße, halten Sie niemals die Luft an und bringen Sie sich immer wieder im Stehen oder im Sitzen in Ihre Mittellage.

Das Nackenprogramm

Diese Übungen können im Stehen oder im Sitzen durchgeführt werden. Beginnen Sie anfangs im Sitzen und kontrollieren Sie sich später im Stehen und beim Gehen.

Massieren Sie so oft wie möglich kräftig Ihren Hals-, Nacken- und Schulterbereich.

Ausgangsposition

Setzen Sie sich auf einen Hocker, beide Füße stehen parallel, hüftbreit auseinander. Die Zehen ergreifen dreimal den Boden. Ihre Fuß-, Knie-, Hüftgelenke sind spielerisch miteinander verbunden. Ihr Schultergürtel ist in einer Linie über Ihrer Hüfte. Ihr Nacken ist lang und weich gedehnt, „der Nacken ist länger als der Hals", das Kinn ist leicht gesenkt. Sie erspüren über Ihren Scheitelpunkt das Lot = Energiekanal vom Scheitelpunkt zum Dammpunkt.

Ihre Hände ruhen geöffnet auf den Oberschenkeln, die Daumen zeigen nach außen. Ihr Herz ist geöffnet, die Zunge ruht am oberen Zahnrand. Entspannen Sie zwischen den Augenbrauen, senken Sie Ihre Lider, das innere Lächeln entsteht.

● Erfühlen Sie die Schwere Ihres Kopfes, indem Sie ihn langsam auf die linke Schulter senken. Das linke Ohr zieht zur linken Schulter. Sorgen Sie achtsam dafür, dass Sie dabei die Schultern unten lassen. Atmen Sie tief, ruhig und regelmäßig und spüren Sie die Schwere Ihres Kopfes.

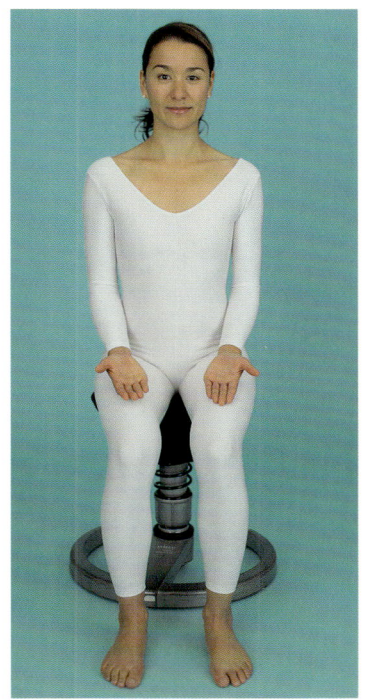
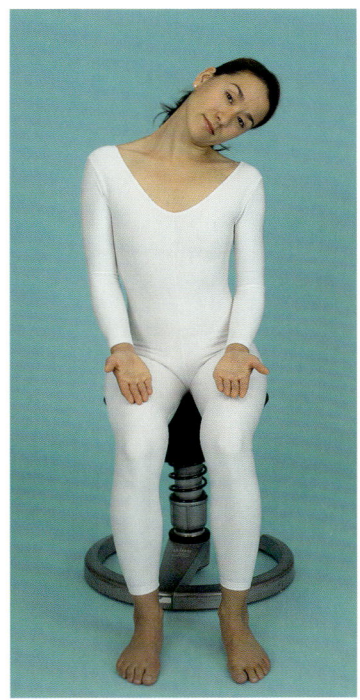

- Nach mehreren tiefen Atemzügen nehmen Sie den Kopf mit dem Einatmen wieder in die Senkrechte. Erspüren Sie das Lot und lassen Sie den Kopf auf die rechte Schulter fallen. Das rechte Ohr zieht zur rechten Schulter. Sorgen Sie achtsam dafür, dass Sie dabei die Schultern unten lassen. Atmen Sie tief, ruhig und regelmäßig und spüren Sie die Schwere Ihres Kopfes.

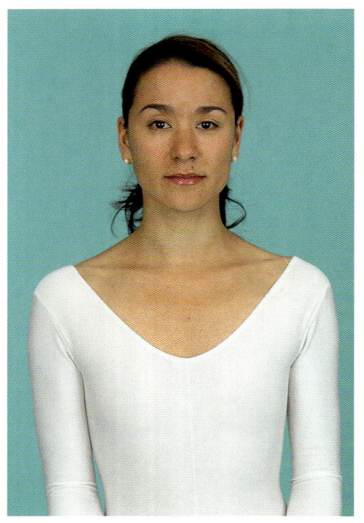 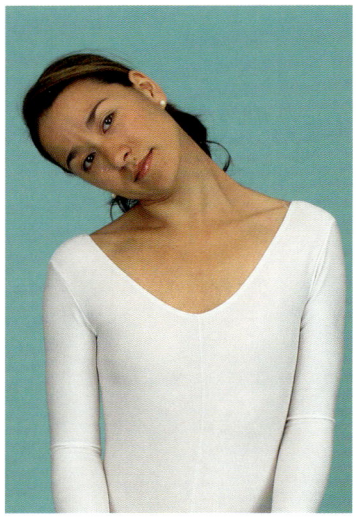

- Nach mehreren tiefen Atemzügen nehmen Sie den Kopf mit dem Einatmen wieder in die Senkrechte.

- Der Nacken ist gedehnt, die Zunge liegt am oberen Zahn-rand, der dritte und vierte Halswirbel bewegt sich mit dem Einatmen nach rückwärts und der Kopf sinkt mit dem Aus-atmen nach vorn. Bleiben Sie mehrere Atemzüge in dieser Position. Erspüren Sie die Schwere Ihres Kopfes und richten Sie sich mit dem nächsten Einatmen wieder auf.

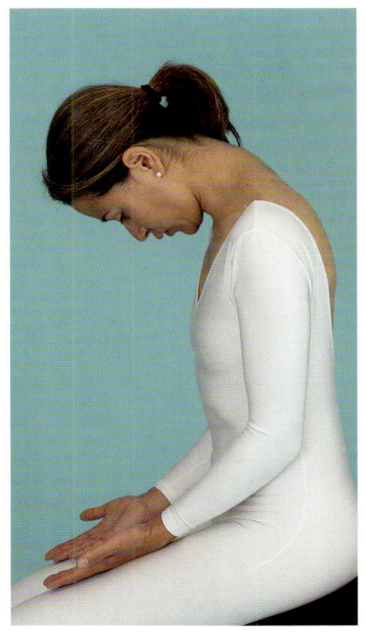
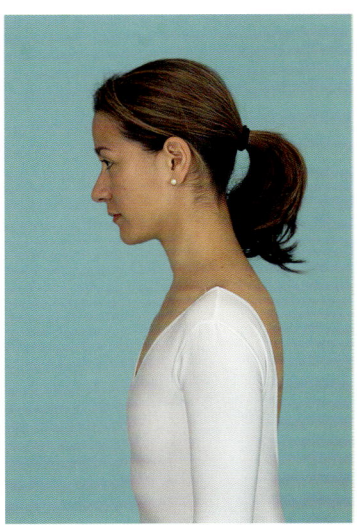

- Jetzt lassen Sie den Kopf mit dem Einatmen nach hinten sinken. Sorgen Sie achtsam dafür, dass Sie dabei die Schultern unten lassen. Atmen Sie tief, ruhig und regelmäßig und spüren Sie die Schwere Ihres Kopfes. Richten Sie sich mit dem nächsten Einatmen wieder auf.

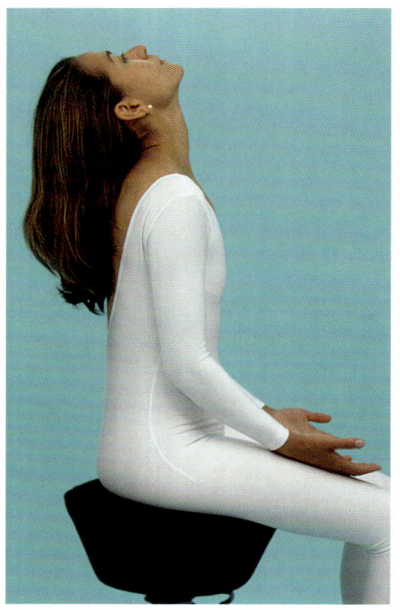
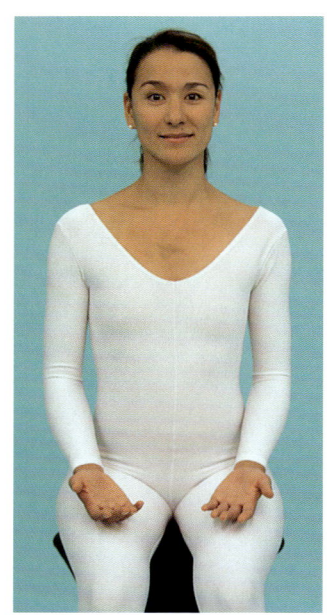

Das Nackendrehprogramm

Nehmen Sie wieder die Ausgangsposition ein, wie auf Seite 14 beschrieben.

Machen Sie die nun folgende Übung so langsam und achtsam wie möglich.

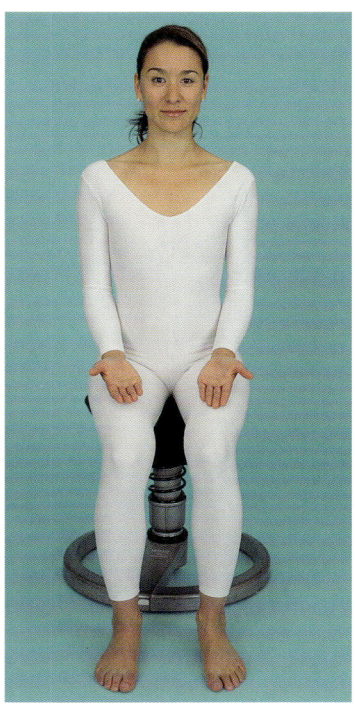

Mittellage, 3 x links, 3 x rechts

- Drehen Sie Ihren Kopf nach links, so weit es geht (bis an Ihre Schmerzgrenze). Achten Sie dabei auf eine starke Dehnung Ihres Nackens nach oben, d.h. das Kinn ist leicht nach unten gesenkt und bleibt während des Drehens auf einer waagerechten Ebene. Atmen Sie ruhig und tief. Bleiben Sie mehrere Atemzüge in dieser Position.
- Drehen Sie langsam mit dem Kinn nach rechts, so weit es geht (bis an Ihre Schmerzgrenze). Atmen Sie ruhig und tief. Bleiben Sie mehrere Atemzüge in dieser Position. Dann wieder nach links usw.
- Nach 3 x kommen Sie zur Mitte zurück.

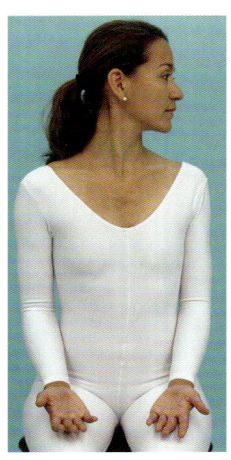 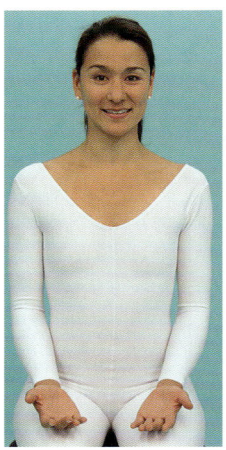 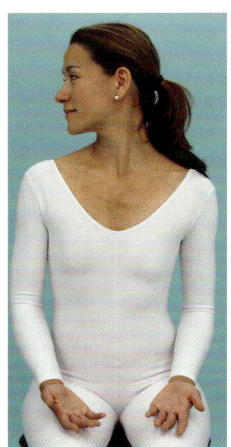

Rückbeuge, 3 x links, 3 x rechts

- Nehmen Sie Ihren Kopf behutsam nach hinten.
- Drehen Sie Ihren Kopf nach links, so weit es geht (bis an Ihre Schmerzgrenze). Atmen Sie ruhig und tief. Bleiben Sie mehrere Atemzüge in dieser Position.
- Drehen Sie langsam mit dem Kinn nach rechts, so weit es geht (bis an Ihre Schmerzgrenze). Atmen Sie ruhig und tief. Bleiben Sie mehrere Atemzüge in dieser Position. Dann wieder nach links usw.
- Nach 3 x kommen Sie zur Mitte zurück.

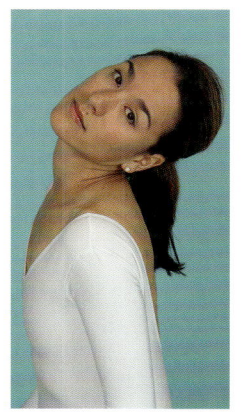 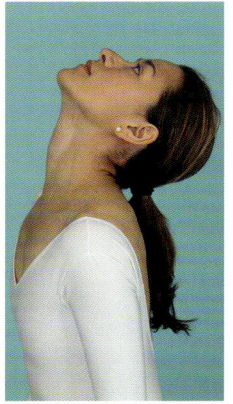 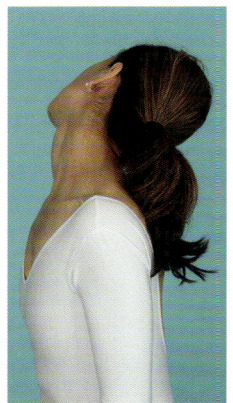

Vorbeuge, 3 x links, 3 x rechts

- Nehmen Sie Ihren Kopf behutsam nach vorn.
- Drehen Sie Ihren Kopf nach links, so weit es geht (bis an Ihre Schmerzgrenze). Atmen Sie ruhig und tief. Bleiben Sie mehrere Atemzüge in dieser Position.
- Drehen Sie langsam mit dem Kinn nach rechts, so weit es geht (bis an Ihre Schmerzgrenze). Atmen Sie ruhig und tief. Bleiben Sie mehrere Atemzüge in dieser Position. Dann wieder nach links usw.
- Nach 3 x kommen Sie zur Mitte zurück.

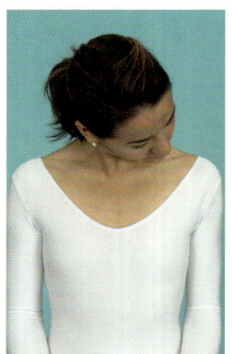 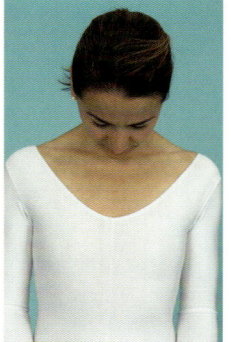 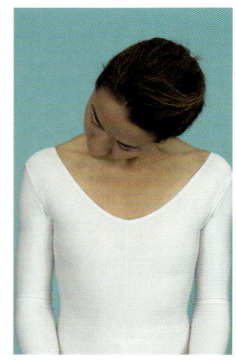

Nun machen Sie die eben beschriebenen Übungen in den drei Lagen mit weit aufgerissenem Mund, auch wenn Ihnen das anfangs sehr ungewöhnlich erscheint. Dadurch trainieren Sie Ihre gesamte Hals- und Nackenmuskulatur.

Mittellage mit aufgerissenem Mund, 3 x links, 3 x rechts

- Drehen Sie Ihren Kopf nach links, so weit es geht (bis an Ihre Schmerzgrenze). Achten Sie dabei auf eine starke Dehnung Ihres Nackens nach oben, d.h. das Kinn ist leicht nach unter gesenkt und bleibt während des Drehens auf einer waagerechten Ebene. Atmen Sie ruhig und tief. Bleiben Sie mehrere Atemzüge in dieser Position.
- Drehen Sie langsam mit dem Kinn nach rechts, so weit es geht (bis an Ihre Schmerzgrenze). Atmen Sie ruhig und tief. Bleiben Sie mehrere Atemzüge in dieser Position. Dann wieder nach links usw.
- Nach 3 x kommen Sie zur Mitte zurück.

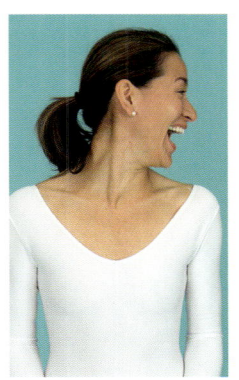 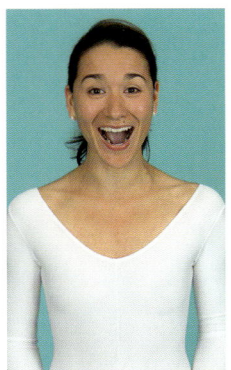 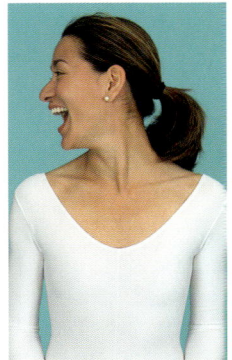

Rückbeuge mit aufgerissenem Mund, 3 x links, 3 x rechts

- Nehmen Sie Ihren Kopf behutsam nach hinten.
- Drehen Sie Ihren Kopf nach links, so weit es geht (bis an Ihre Schmerzgrenze). Atmen Sie ruhig und tief. Bleiben Sie mehrere Atemzüge in dieser Position.
- Drehen Sie langsam mit dem Kinn nach rechts, so weit es geht (bis an Ihre Schmerzgrenze). Atmen Sie ruhig und tief. Bleiben Sie mehrere Atemzüge in dieser Position. Dann wieder nach links usw.
- Nach 3 x kommen Sie zur Mitte zurück.

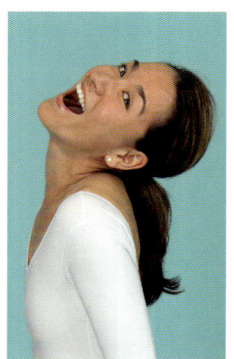
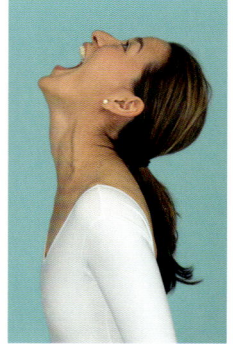
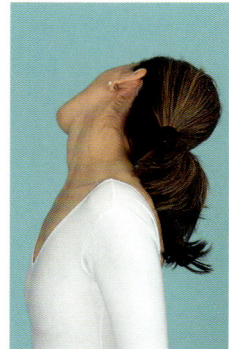

Vorbeuge mit aufgerissenem Mund, 3 x links, 3 x rechts

- Nehmen Sie Ihren Kopf behutsam nach vorn.
- Drehen Sie Ihren Kopf nach links, so weit es geht (bis an Ihre Schmerzgrenze). Atmen Sie ruhig und tief. Bleiben Sie mehrere Atemzüge in dieser Position.
- Drehen Sie langsam mit dem Kinn nach rechts, so weit es geht (bis an Ihre Schmerzgrenze). Atmen Sie ruhig und tief. Bleiben Sie mehrere Atemzüge in dieser Position. Dann wieder nach links usw.
- Nach 3 x kommen Sie zur Mitte zurück.

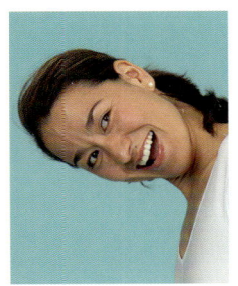 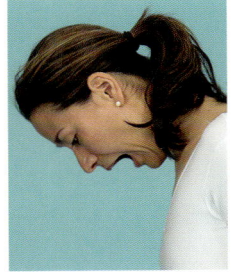 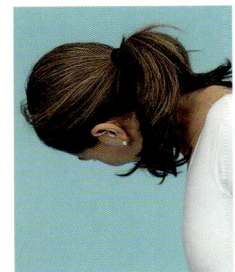

Tipp: Mit Nackenproblemen sind immer Unterkieferverspannungen verbunden. Das kann bis zur Arthrose im Kiefergelenk führen. Lassen Sie Ihren Unterkiefer mehrmals täglich entspannt und so groß wie möglich in beide Richtungen kreisen. Achten Sie dabei auf eine „runde" Bewegung. Pressieren Sie mit Ihrem Mittelfinger Ihr Kiefergelenk.

Das Schulterprogramm

Ziel aller Schulterübungen ist es, die Schultern von der Wirbelsäule wegzubewegen. Bedenken Sie: Ihr Schultergürtel ist nicht an der Wirbelsäule angewachsen, sondern frei schwebend.

Alle Schulterübungen können Sie im Stehen oder im Sitzen auf einem Hocker durchführen. Im Stehen wird Ihr Gleichgewicht noch mehr geschult. Ich beschreibe im Folgenden die Übung im Stehen.

Ausgangsposition

Sie stehen hüftbreit, beide Füße stehen parallel auf dem Boden (am besten in Socken oder barfuß). Stellen Sie sich vor, dass Ihre Füße neun Meter in der Erde verwurzelt sind. Spüren Sie von beiden Füßen die großen Zehen, die kleinen Zehen, die Außenseiten der Füße und die Fersen. Belasten Sie die Fersen mit ca. sechzig Prozent. Beide Knie sind locker gebeugt über der Mitte des Fußes (dadurch hebt sich Ihr Fußgewölbe). Stellen Sie sich vor, dass an Ihrem Steißbein ein Gewicht hängt, sodass Ihr Hohlkreuz verschwindet.

Atmen Sie ruhig, tief und regelmäßig in Ihre Körpermitte.

Entspannen Sie zwischen den Augenbrauen, senken Sie die Lider, öffnen Sie Ihr Herz und lassen Sie ein Lächeln von innen heraus entstehen.

Achten Sie beim Ausatmen darauf, dass Sie sanft und geschmeidig in Ihren Schulter-, Hüft-, Knie- und Fußgelenken nachgeben.

- 4 x ziehen Sie die rechte Schulter mit dem Einatmen hoch und senken Sie sie beim Ausatmen.
- 4 x ziehen Sie die linke Schulter mit dem Einatmen hoch und senken Sie sie beim Ausatmen.

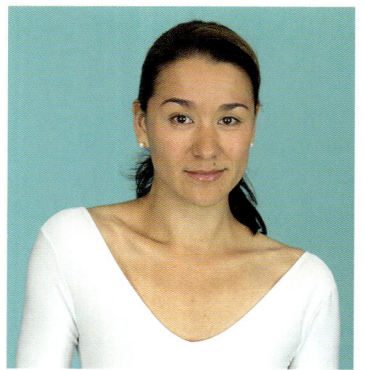 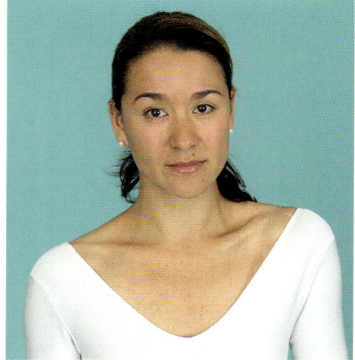

- 8 x ziehen Sie nun beide Schultern mit dem Einatmen hoch und senken Sie sie beim Ausatmen.

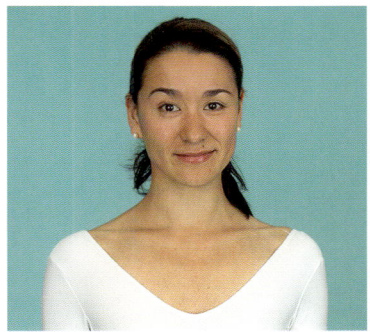 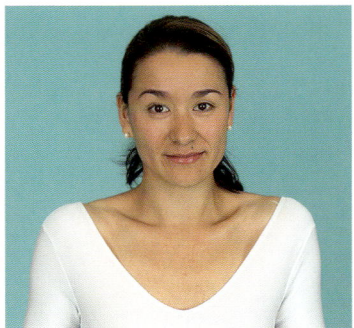

Legen Sie nun beide Fingerkuppen auf Ihre Schultern, die Oberarme sind waagerecht in Schulterhöhe.

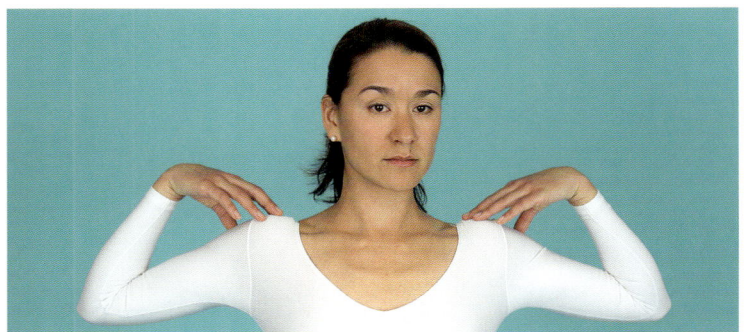

- 4 x rückwärts kreisen: Kreisen Sie mit beiden Oberarmen beim Einatmen nach vorn, die Ellbogen berühren sich (falls möglich), dann weiter nach oben, beim Ausatmen nach rückwärts und unten.

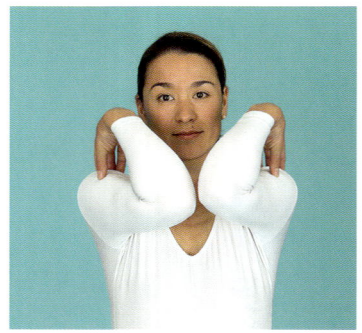
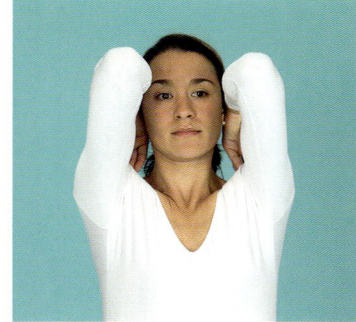

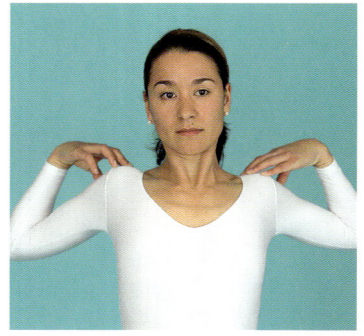
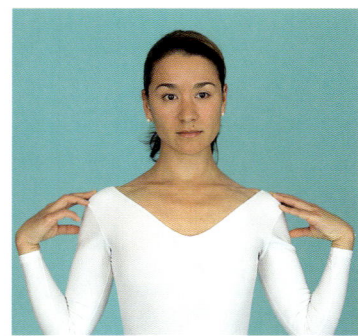

- 4 x vorwärts kreisen: Kreisen Sie mit beiden Oberamen beim Einatmen nach unten und nach rückwärts, beim Ausatmen nach oben und vorn, die Ellbogen berühren sich (falls möglich).

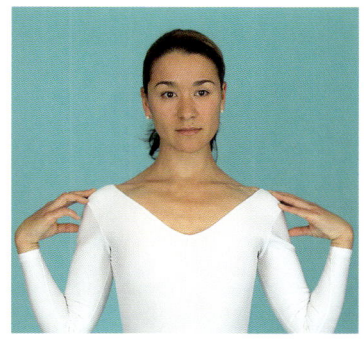
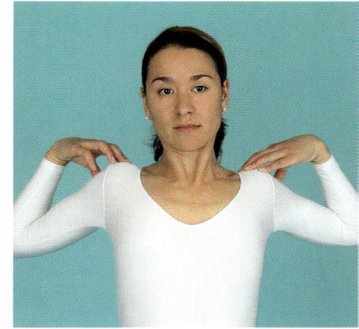

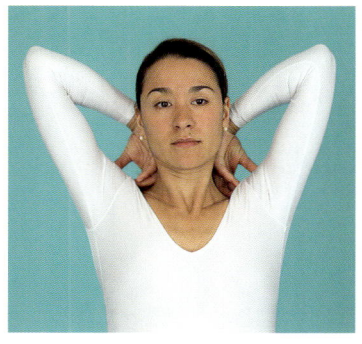
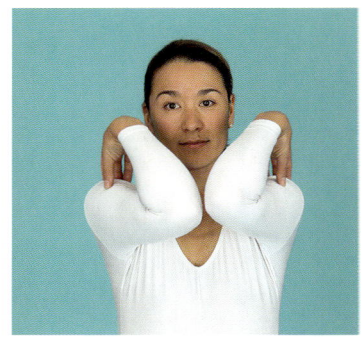

Kreisen Sie nun mit gestreckten Armen.

- 4 x kreisen Sie dann mit gestreckten Armen mit dem Einatmen rückwärts und mit dem Ausatmen nach vorn.

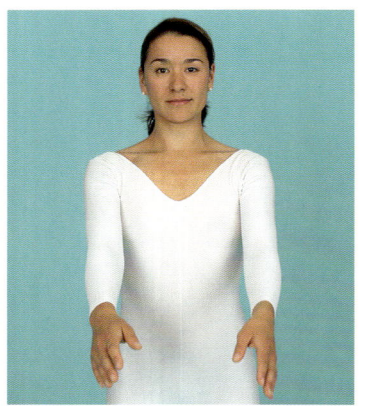
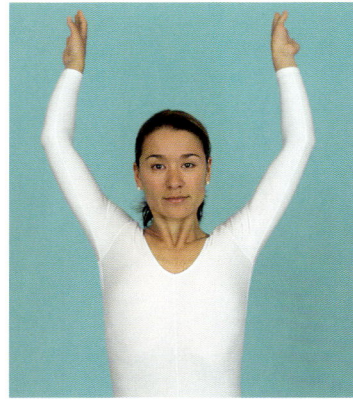

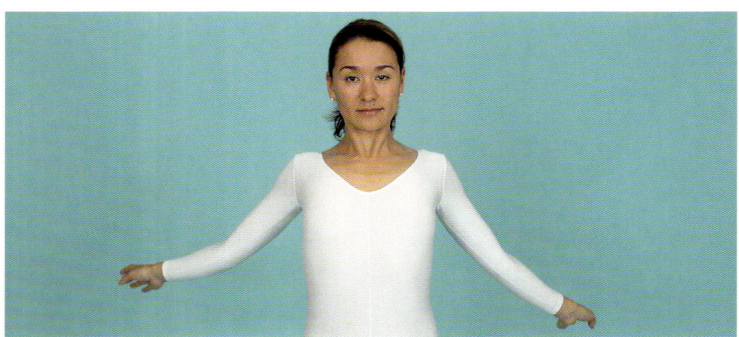

- 4 bis 8 x nehmen Sie die Arme gestreckt waagerecht zur Seite, die Handflächen zeigen nach unten.
- Atmen Sie ein und drehen Sie dabei beide Arme, sodass die Handflächen zur Decke zeigen. Es ist, wie wenn sie sich um den kleinen Finger drehen würden.

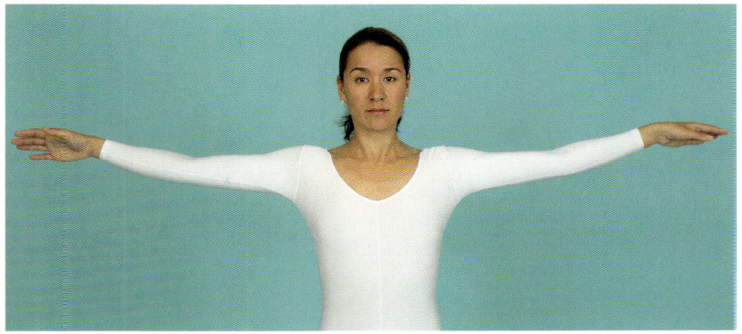

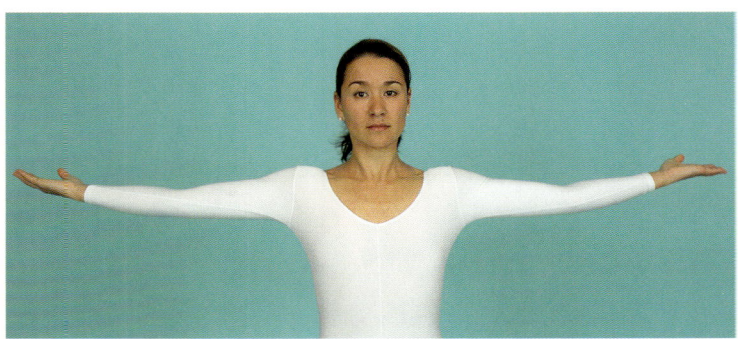

- Mit dem Ausatmen drehen Sie sie so weit wie möglich zurück. Dieses Mal zieht Ihr Daumen zur Decke.

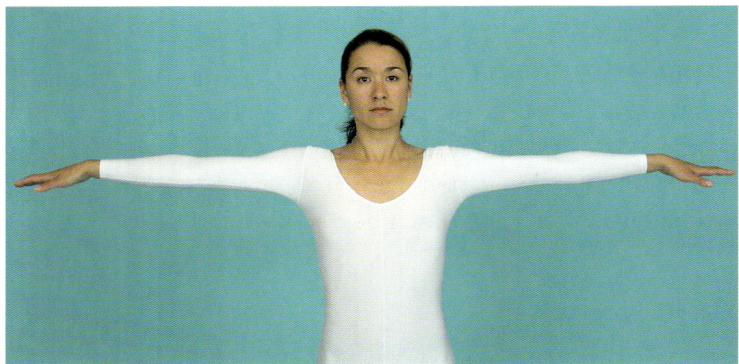

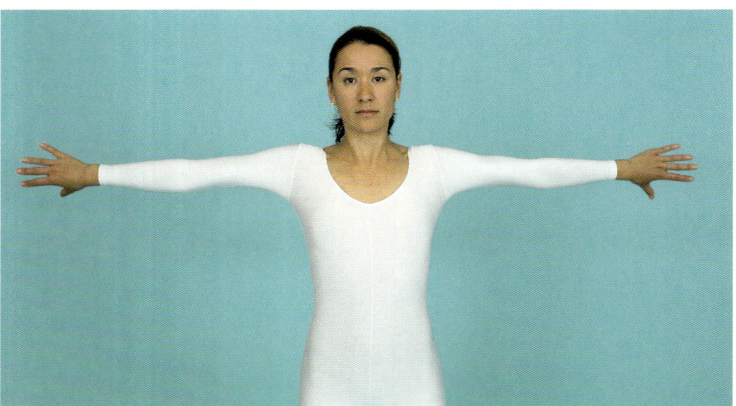

Flechtgriff

- Nehmen Sie beim Einatmen Ihre Arme waagerecht nach vorn gestreckt, Ihre Hände sind abgewinkelt und gefaltet. Atmen Sie mehrmals ruhig ein und aus.
- Nehmen Sie nun Ihre gestreckten Arme mit dem Einatmen über Ihren Kopf und versuchen Sie mit jedem erneuten Einatmen die Oberarme hinter die Ohren zu dehnen. Üben Sie auch diese Haltung mehrmals.
- Öffnen Sie beim Ausatmen beide Arme und senken Sie sie.

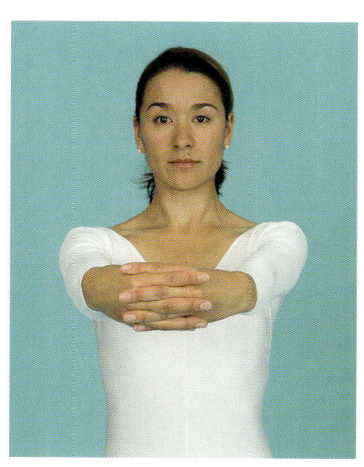
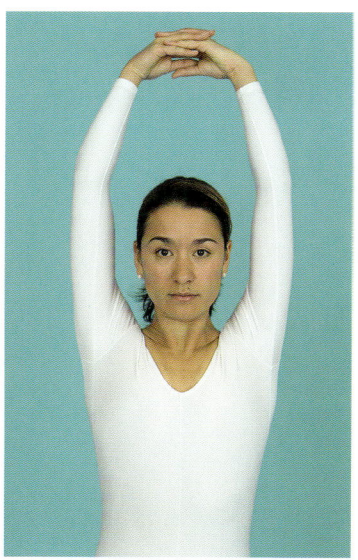

- Falten Sie dann beim Einatmen hinter Ihrem Rücken beide Arme und ziehen Sie mit den abgewinkelten Handrücken zum Boden. Beim Ausatmen lassen Sie locker.
- Nun versuchen Sie, beide gestreckten Arme beim Einatmen so hoch wie möglich anzuheben. Halten Sie diese Position mehrere Atemzüge und lassen Sie beim Ausatmen locker.

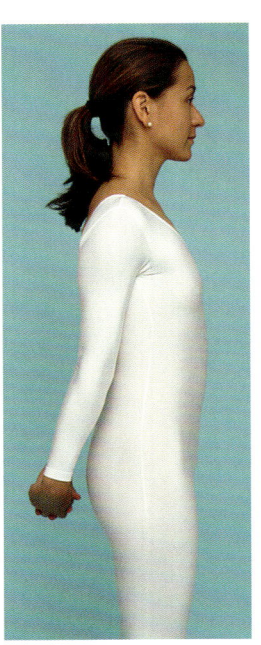
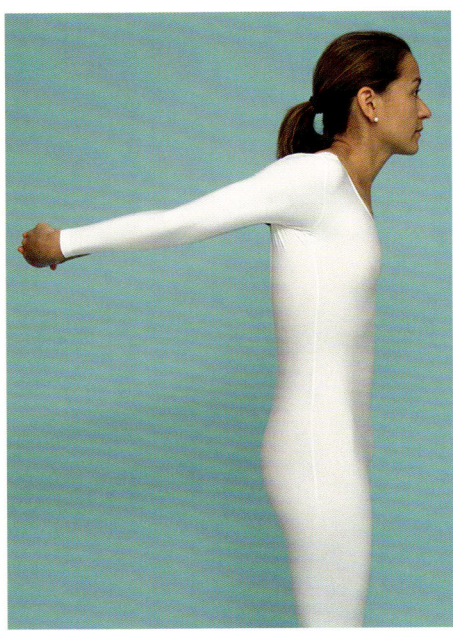

- Nun versuchen Sie wieder, beide gestreckten Arme beim Einatmen so hoch wie möglich anzuheben. Beugen Sie dann
  Ihren Oberkörper nach vorn, neunzig Grad zu Ihren Beinen,
  und ziehen beide gestreckten Arme im rechten Winkel nach
  oben.

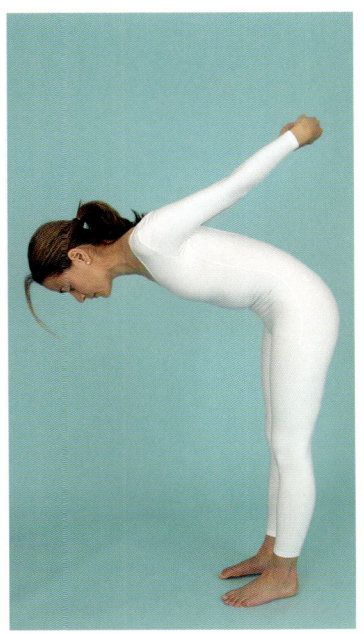
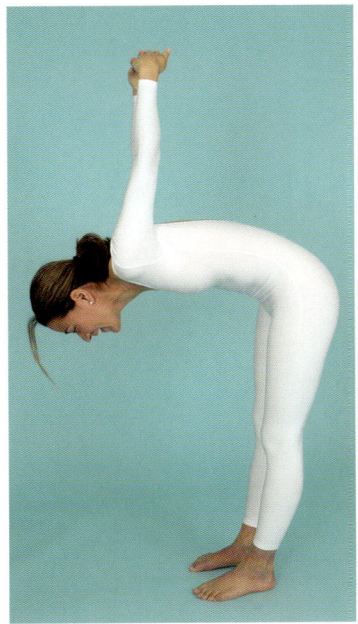

- Üben Sie diese Abfolge auch mit umgekehrtem Flechtgriff, d.h. in der waagerechten Haltung zeigen Ihre Handinnenflächen nach außen und die Handrücken zu Ihnen.

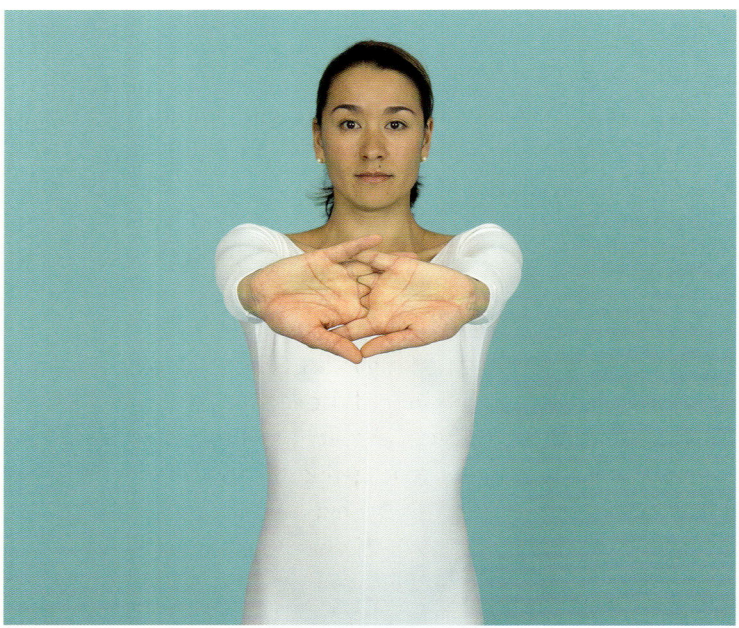

Ergänzende Übungen

Gehen, stehen, sitzen

Nacken- und Schulterverspannungen sind immer gleichzeitig auch Haltungsfehler. Diese haben mit Aufrichtung, dem Gleichgewicht und dem „Sich-in-Balance-Bringen" zu tun. Eine Grundvoraussetzung für Menschen mit Nacken- und Schulterproblemen ist es, sich anzugewöhnen, sich den Tag über immer wieder zu beobachten, ob sie sich im Gleichgewicht befinden.

- Wer trägt uns durch unser ganzes Leben? Unsere Füße. Sie werden oft sehr stiefmütterlich behandelt, dabei sind sie ein Wunderwerk der Natur und sollten tägliche Pflege und Aufmerksamkeit erfahren. Jede geringste Abweichung, z.B. de großen Zehe nach außen bis hin zur Hammerzehe, bedeutet bei jedem Schritt eine falsche Belastung des Knies, de Hüfte und der Wirbelsäule. Eine falsche Stellung z.B. de Zehen kann eine Störung im Fuß-, Knie-, Hüft-, Schulter- und Nackenbereich hervorrufen, die anfangs nicht schmerzhaft sein muss.
- Beim Gehen achten Sie bei jedem Schritt auf ein schwingendes Becken und sanftes Abrollen beider Füße. Die Fuß-.

Knie-, Hüft- und Schultergelenke sind auf einer Linie miteinander verbunden, nicht starr, sondern sanft schwingend.

- Beim Stehen beobachten Sie Ihre Füße: Wie belasten Sie Ihre
  Füße? Wie fühlt sich die Verbindung von Ihren Füßen zu Ihren
  Fußgelenken, Kniegelenken, Hüftgelenken, Schultern an? Versuchen Sie immer wieder, ein äußerlich fast nicht wahrnehm-
  bares Fließen zu erspüren.
- Beim Sitzen erspüren Sie Ihre beiden Sitzknochen und verla-
  gern Sie Ihr Gewicht auf diese, um im Lot und Gleichgewicht

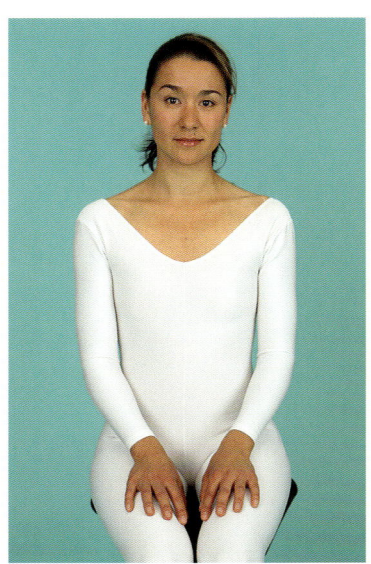

längere Zeit lebendig und fließend zu sitzen und nicht fest-zuhalten.

Tipp: Legen Sie sich zwei bis drei Bücher auf den Kopf und gehen Sie durch Ihr Zimmer. Rollen Sie dabei Ihre Füße sanft ab und achten Sie auf ein geschmeidiges Beugen Ihrer Gelenke. Probieren Sie dabei, in die Knie zu gehen. Halten Sie Ihren Rücken dabei gerade und richten Sie sich mit geradem Rücken auch wieder auf. Ihr Gleichgewichtsgefühl und Ihr Gefühl für Ihre innere Mitte werden durch diese Übung gestärkt.

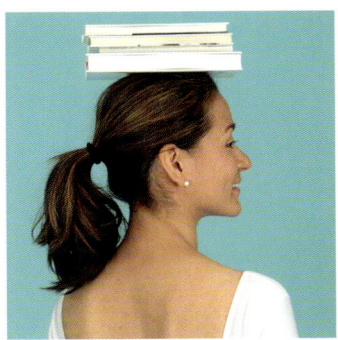

Nacken- und Schulterprobleme sind also nie nur ein Teilgebiet, das wir getrennt vom gesamten Menschen trainieren können, sondern immer eine Verbindung von Kopf bis Fuß.

In diesem Sinne sind die nun folgenden Übungen ganzheitlich

angelegt. Wenn Sie sich vielleicht bei der einen oder anderen anfangs wundern, vertrauen Sie meiner Erfahrung.

Mich hat es immer wieder fasziniert, dass sogar Menschen über sechzig nach ca. drei Monaten regelmäßigen bewussten Übens schon wesentliche Haltungsverbesserungen erfahren konnten und von ihren Schmerzen befreit wurden.

Spiegeldiagnose

Stellen Sie sich vor den Spiegel und betrachten Sie den Übergang von Kopf, Hals zu Schultern. Sind Ihre beiden Schultern gleich hoch? Sind die Schultern eher hochgezogen oder hängen sie nach unten oder nach vorn? Ist der Nacken lang gezogen? Ist das Kinn nach unten gesenkt?

Betrachten Sie sich einfach ganz wertfrei und liebevoll. Machen Sie eine Bestandsaufnahme.

Wenn Sie Schwierigkeiten mit der Eigendiagnose haben, fragen Sie einen Freund oder eine Freundin, wie er oder sie Sie wahrnimmt.

Wahrnehmungsübung

Der nächste Schritt besteht darin, dass wir unsere Haltung an der Wand erspüren lernen.

- Schmiegen Sie sich mit dem Rücken an eine Wand, die Füße stehen parallel, hüftbreit auseinander (am besten in Socken oder barfuß), ca. dreißig Zentimeter vor der Wand.

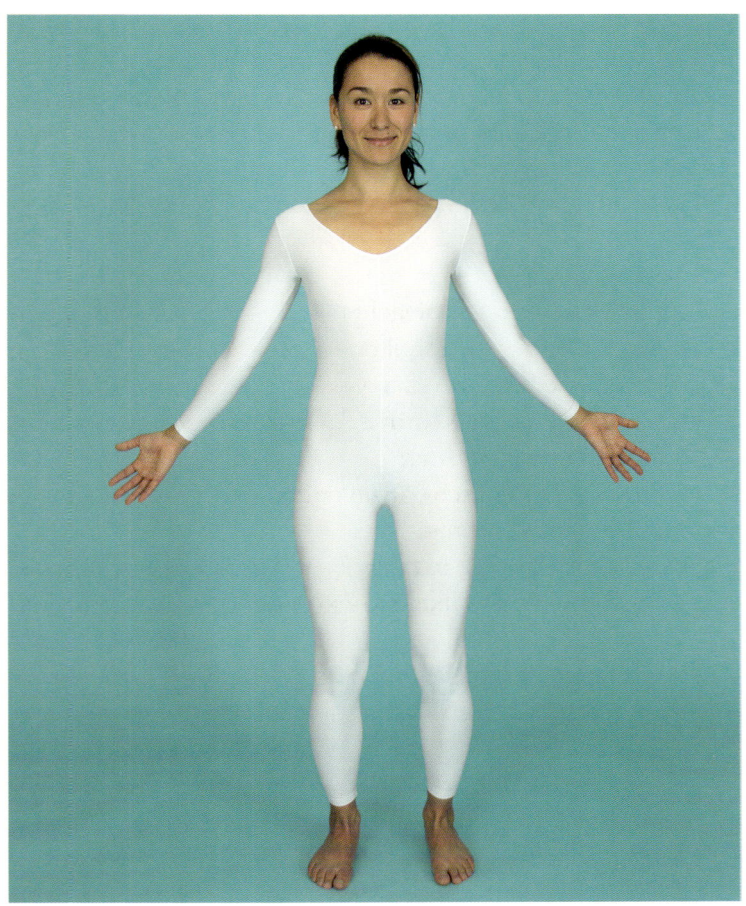

- Gehen Sie nun leicht in die Knie. Lehnen Sie sich mit Kopf, Halswirbelsäule, Brustwirbelsäule und Lendenwirbelsäule an die Wand an. Ihre gesamte Wirbelsäule sollte an der Wand anliegen – ohne Zwischenraum. Das ist für viele am Anfang äußerst schwierig.
- Bleiben Sie mindestens fünf Minuten so stehen. Lassen Sie sich Zeit, lassen Sie los. Versuchen Sie, sich vorzustellen, dass Sie sich mit Ihren Füßen tief in der Erde verwurzeln, neun Meter tief.
- Spüren Sie von beiden Füßen die großen Zehen, die kleinen Zehen, die Außenseiten der Füße und die Fersen. Spüren Sie ihre Verbindung untereinander. Belasten Sie die Fersen mit sechzig Prozent.
- Beide Knie sind locker gebeugt und über der Mitte des Fußes (dadurch hebt sich Ihr Fußgewölbe).
- Stellen Sie sich vor, dass an Ihrem Steißbein ein Gewicht hängt, sodass Ihr Hohlkreuz verschwindet.
- Versuchen Sie, in Ihre Körpermitte zu atmen, öffnen Sie Ihr Herz, öffnen Sie Ihre Schultern, legen Sie Ihre Daumen nach außen mit dem Handrücken an die Wand.
- Senken Sie Ihr Kinn leicht nach unten und versuchen Sie, den dritten und vierten Halswirbel in Richtung Wand zu dehnen.
- Bleiben Sie so lange wie möglich an der Wand angeschmiegt.

Durch die Ruhe und Gelassenheit, die sich bei der Übung einstellen, durch tiefes Atmen und Hineinspüren erleben Sie, wie Sie wirklich im Leben stehen. Ihre Anspannungen im Becken, im Brustkorbbereich, in Schultern und Nacken werden für Sie erfahrbar und Sie spüren Verspannungen, die Sie vorher noch nie so bewusst wahrnehmen konnten. Während längeren Übens können Sie auch spüren, wie diese sich auflösen.

Wiederholen Sie diese Wahrnehmungsübung möglichst täglich. Sie ist Ihr ehrlicher Spiegel, wie es Ihnen und Ihrem Nacken geht. Sie erfahren sich selbst und dieses „Mehrerleben" ist meist mit Freude verbunden. Je elastischer und entspannter Ihre Muskulatur wird, desto entspannter und freudiger ist Ihr Geist. Der Körper ist das Gefäß des Geistes.

Atem und Bewegung

Der Atem ist die Basis für eine freie Beweglichkeit Ihres Nackens und Ihrer Schultern. Durch die folgende Atemübung können wir unsere Körpermitte erfahren und lernen, Atmung und Bewegung zu synchronisieren. Wenn wir all unsere Bewegungen immer mit unserem Atem synchronisieren könnten, hätten wir keine Verspannungen.

Bei Vollatmung dringt die physikalische Welle hinunter bis zum Beckenboden und herauf über den Schultergürtel und die Nackenmuskulatur bis zum Hinterkopf.

45

- Sie liegen auf dem Rücken. Legen Sie beide Hände auf den Unterbauch, die Daumen in Höhe des Nabels, die Handflächen liegen auf dem Unterbauch (Schambein, Leiste).
- Achten Sie auf ein rhythmisches, ruhiges Ein- und Ausatmen.
- Nach mehreren Atemzügen heben Sie bei Beginn Ihres Einatmens beide Hände und Unterarme leicht an und senken sie mit dem Ausatmen wieder.
- Bleiben Sie ganz in Verbindung mit dem Rhythmus Ihres Ein- und Ausatmens (Ebbe und Flut).

Diese Übung ist so leicht und doch so schwer. Es erfordert Ihre ganze Konzentration, dass Sie nicht in eine Art Unterarmgymnastik verfallen, sondern bei der Atembewusstseins-Schulung bleiben – ganz verbunden mit Ihrem eigenen Atemrhythmus. Korrigieren Sie sich immer wieder liebevoll und versuchen Sie, so genau wie möglich mit Beginn Ihres Einatmens die Hände anzuheben und bei Beginn Ihres Ausatmens wieder zu senken.

> Atmungsansatz = Bewegungsansatz
> Bewegungsansatz = Atmungsansatz

- Wiederholen Sie diese Übung mehrere Male.

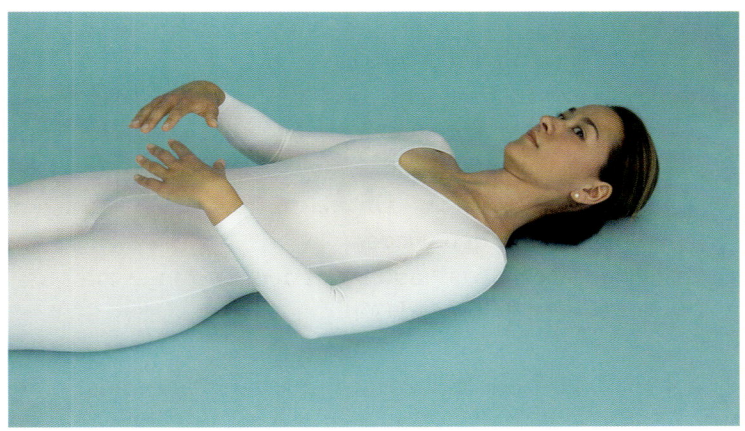

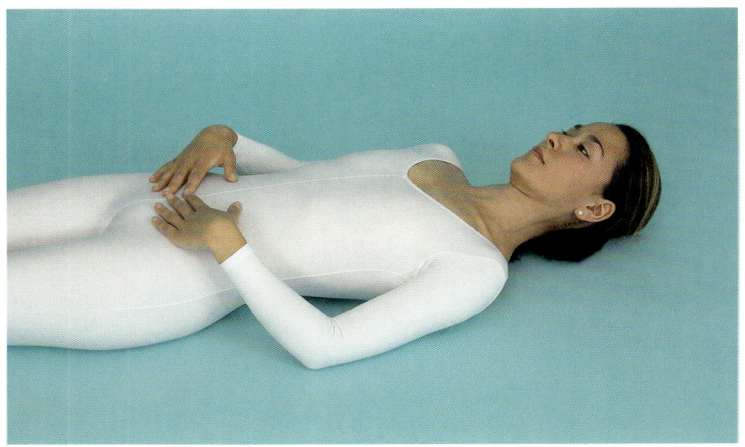

- Heben Sie dann Ihre Arme, die Fingerkuppen dem Himmel entgegengestreckt, die Handrücken zeigen nach hinten, die Handinnenflächen nach vorn.
- Mit Beginn des Ausatmens legen Sie beide gestreckten Arme nach hinten ab (Achtung: kein Hohlkreuz, Lendenwirbelsäule auf den Boden drücken).
- Mit Beginn des Einatmens heben Sie die gestreckten Arme wieder dem Himmel entgegen.
- Mit Beginn des Ausatmens legen Sie beide gestreckten Arme wieder neben dem Körper ab.
- Stellen Sie sich vor, wie ein Ball aus Wärme oder Feuer aus dem Unterbauch langsam nach oben steigt, dabei öffnet sich

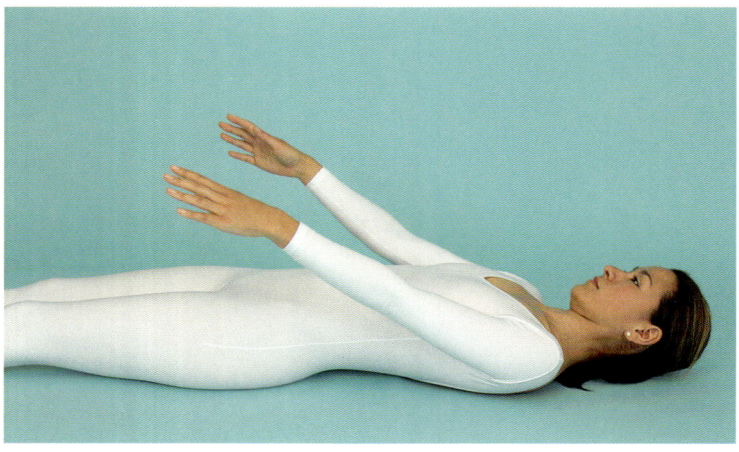

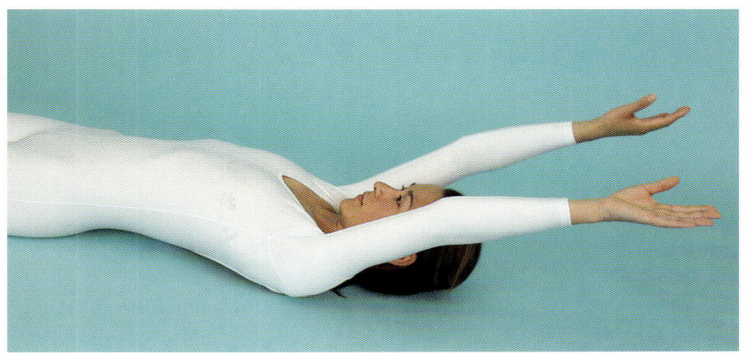

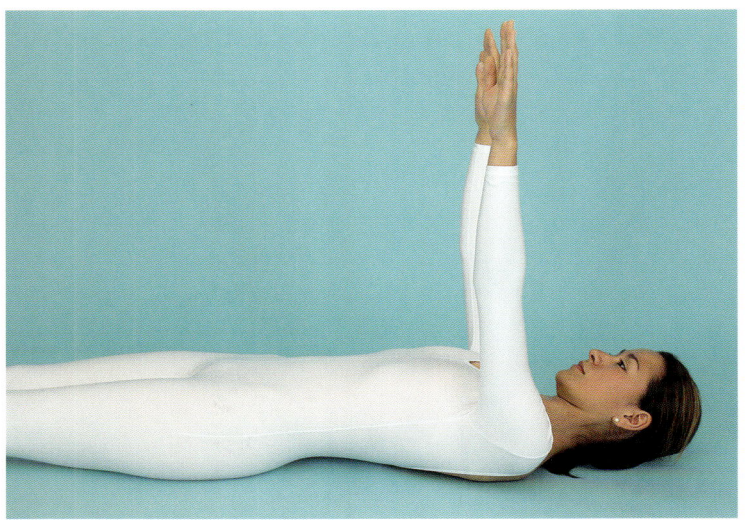

beim Einatmen Ihr Brustkorb und das Schlüsselbein hebt sich sanft. Beim Ausatmen sinkt der untere Brustkorbrand nach innen und die Bauchdecke ebenso.

- Wiederholen Sie diese Übung (Synchronisation Atmung und Bewegung) so oft wie möglich.

Wenn Sie dieses Synchronisieren in Ihrem Alltag umsetzen können, befreien Sie sich von Ihren Verspannungen. Sie sind mit Ihrem Atem verbunden bei Ihren alltäglichen Handlungen, wie z.B. beim Zähneputzen, beim Rühren mit dem Kochlöffel, beim Sitzen am Schreibtisch, beim Gehen und Treppensteigen. Der rhythmische Bewegungsablauf, angepasst an Ihren rhythmischen Atmungsablauf, erzielt eine eutone Muskulatur, d.h. einen guten, elastischen Spannungszustand Ihrer Muskulatur.

Schultertest

Legen Sie sich auf den Rücken. Legen Sie beide Oberarme waagerecht und die Unterarme zeigen im rechten Winkel nach unten. Mit dem nächsten Einatmen nehmen Sie die Arme nach oben und versuchen Sie, sie nach hinten abzulegen.
Der Abstand zum Boden zeigt Ihnen Ihr Übungsfeld.

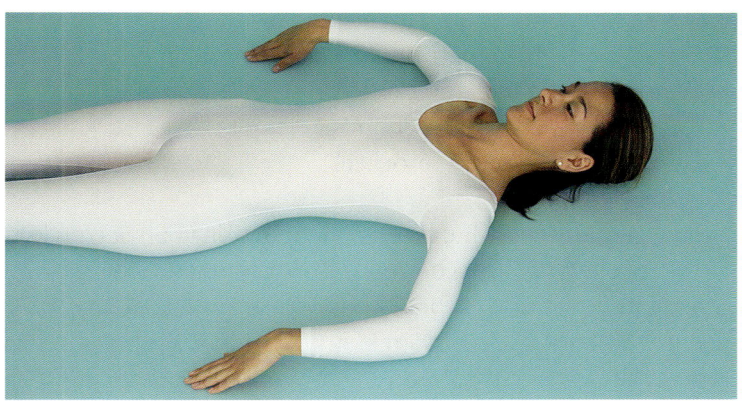

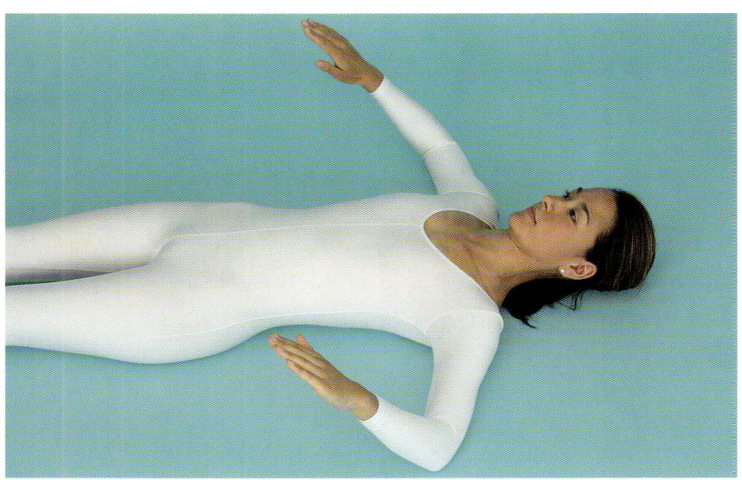

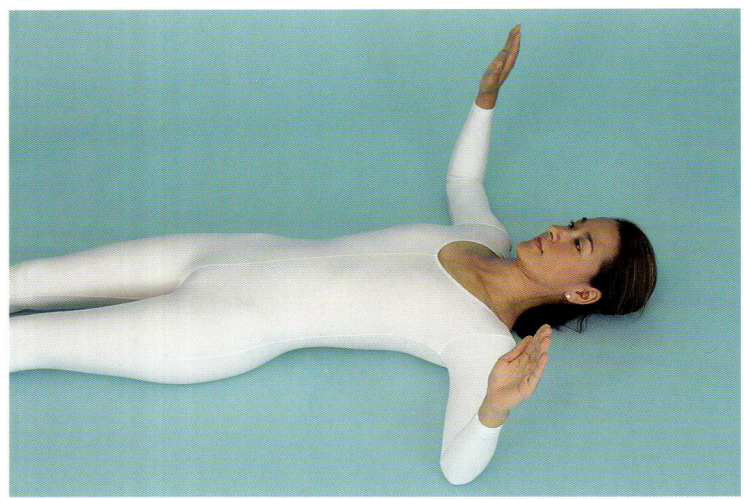

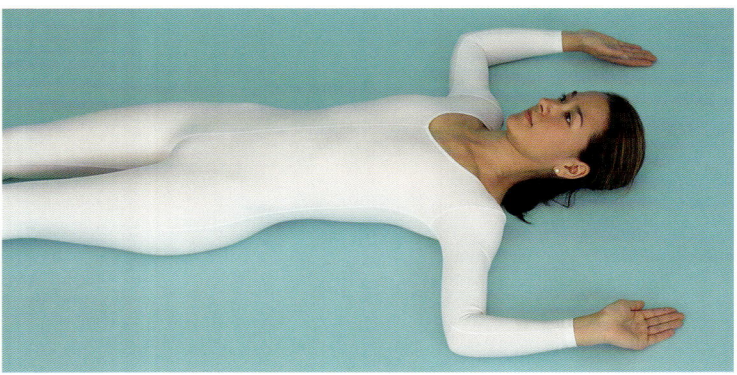

Vertieftes Atmen

Diese verstärkte Atemübung ermöglicht ein vertieftes Atemerlebnis und durch das Summen während der Übung wird ein Luftanhalten ausgeschaltet. Auf diese Weise werden Gleichgewicht, Kraft und vertieftes Atmen geschult, ohne die eine Verbesserung der Nacken- und Schulterprobleme nicht möglich ist.

- Legen Sie eine Decke oder Matte auf den Boden.
- Setzen Sie sich auf den vorderen Rand der Decke. Die Hände umfassen von außen je ein Knie. Rollen Sie langsam die Lendenwirbelsäule ab und kommen dann wieder zum Sitzen (Schulung von Gleichgewicht, Kraft).

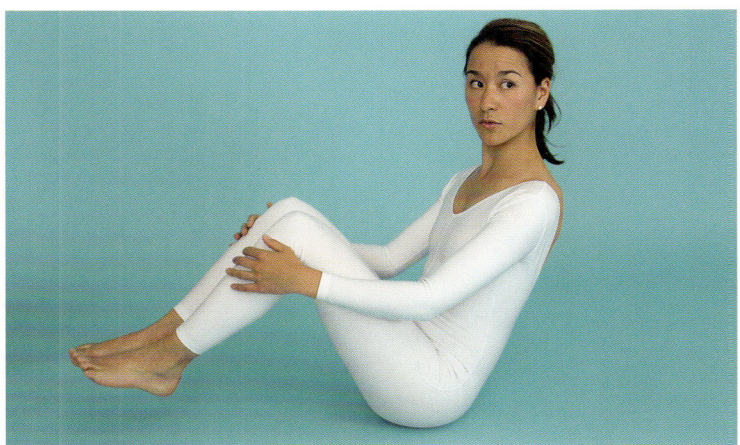

- Rollen Sie dann langsam die Wirbelsäule weiter ab und kommen Sie ohne Luftanhalten, ohne Schulterhochziehen mit einem Lächeln im Gesicht wieder zum Sitzen.
- Rollen Sie die gesamte Wirbelsäule nach hinten ab und kommen danach auch wieder mit tiefem Atmen zum Sitzen.

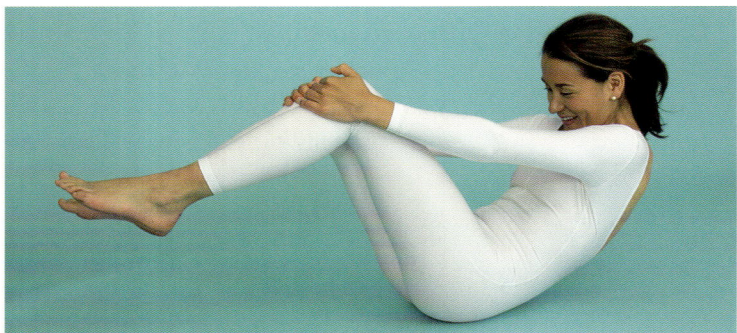

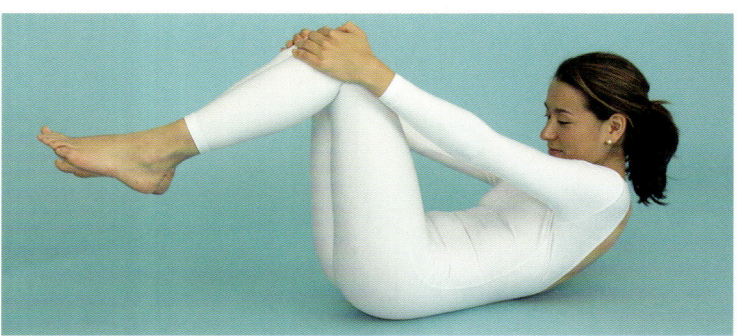

- Jetzt strecken Sie die Ellbogen, der Nacken ist weich gezogen, und summen Sie dazu *mh*. Spüren Sie die Schwingungen des Summens im gesamten Kopf- und Brustbereich.
- Nun verschränken Sie bitte beide Hände im Nacken. Der Nacken ist lang gezogen, der Brustkorb geöffnet. Sie versuchen nun, die Wirbelsäule lang zu ziehen, Ihre gestreckten Beine zu heben und dabei zu summen.
- Bleiben Sie so lange wie möglich in dieser Position. Durch das Summen ist ein Luftanhalten eigentlich unmöglich. Achten Sie dennoch darauf, keinesfalls die Luft anzuhalten. So wird Ihr Atem vertieft.

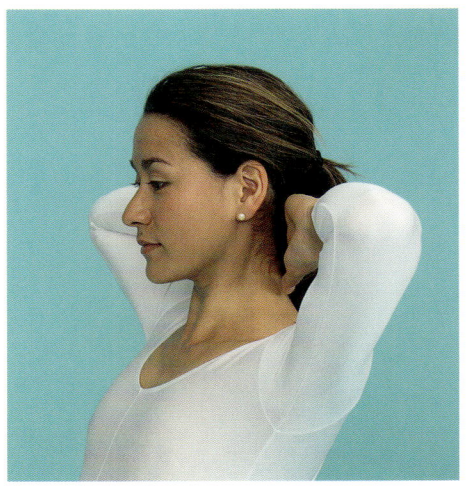

Gleichgewichtsübung

- Stehen Sie mit gegrätschten Beinen, die Füße sind leicht nach außen gedreht, das Gewicht ruht zu sechzig Prozent auf der Ferse.
- Richten Sie Ihre Aufmerksamkeit auf Ihren unteren Atemraum. Achten Sie auf die Verbindung vom Dammpunkt zum Scheitelpunkt und legen Sie beide Hände auf den Unterbauch.
- Spüren Sie beim Einatmen das Weitwerden Ihres Bauchraumes und beim Ausatmen das leichte Einsinken Ihres Bauchraumes.
- Senken Sie leicht Ihr Kinn, legen Sie Ihre Zunge an den oberen Zahnrand.
- Suchen Sie sich mit Ihren Augen einen Punkt eine Körperlänge entfernt vor sich auf dem Boden oder in Augenhöhe vor sich.
- Verwurzeln Sie sich mit Ihren Füßen neun Meter in der Erde.

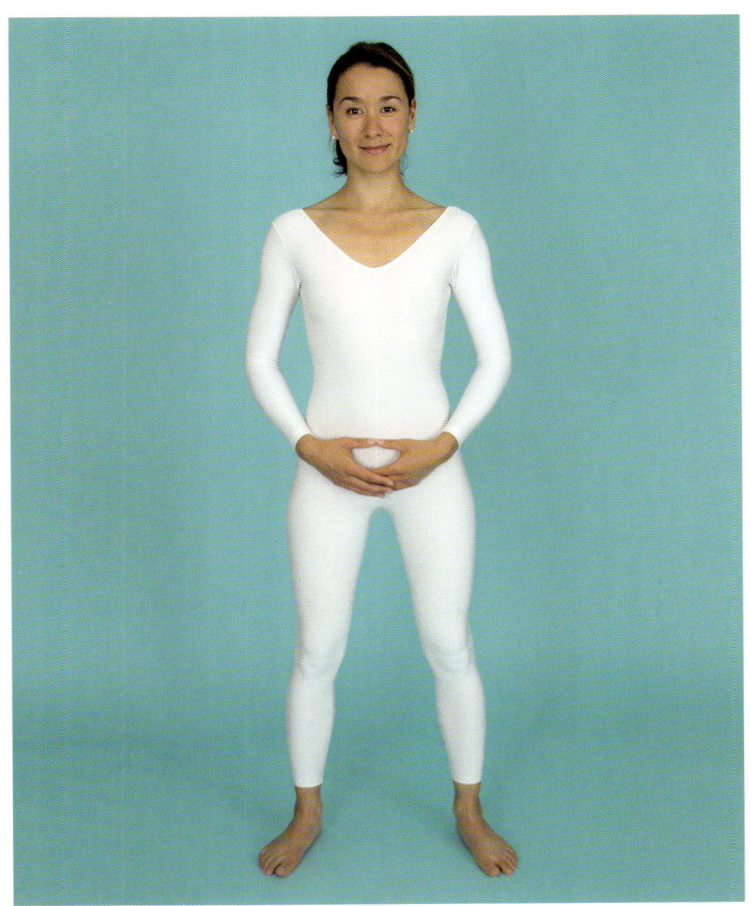

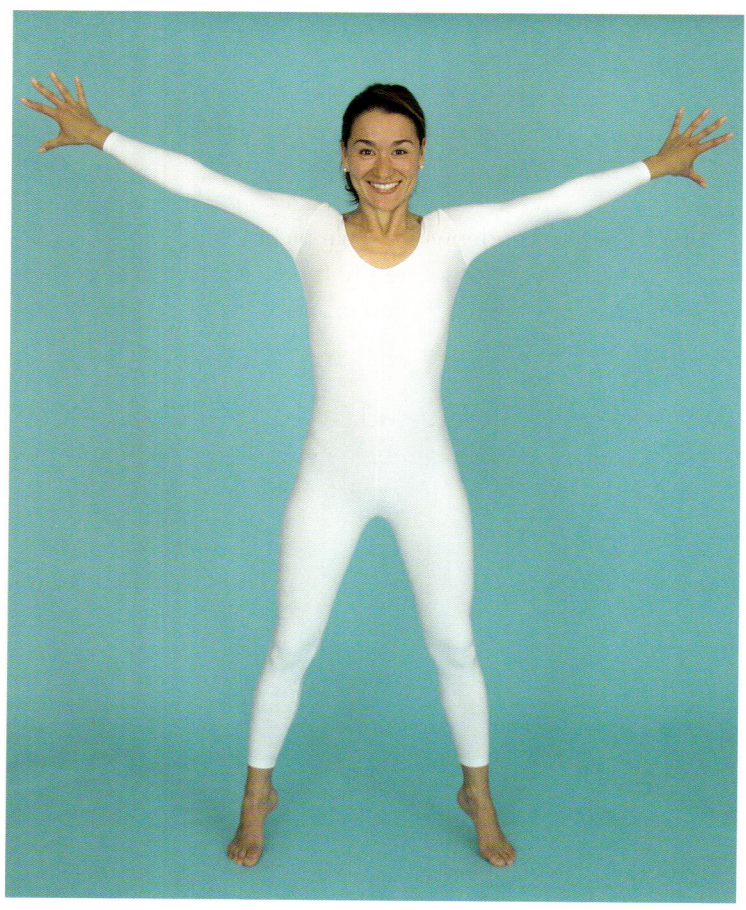

- Mit dem nächsten Einatmen gehen Sie auf die Zehenspitzen und breiten gleichzeitig beide Arme seitlich aus, wobei die Handrücken nach vorn zeigen. (Besondere Achtsamkeit auf die beiden Mittelfinger legen, die über eine Energiebahn mit Ihrem Herzen in Verbindung stehen.)
- Bleiben Sie mindestens sechs Atemzüge in dieser Position.
- Halten Sie Ihre Lendenwirbelsäule nicht fest.
- Mit dem nächsten Ausatmen nehmen Sie Ihre gestreckten Arme wieder nach unten und berühren mit Ihren Fersen wieder den Boden.

Eine Verstärkung des Gleichgewichtssinns wird dadurch erreicht, dass Sie bei dieser Übung die Augen schließen. Dies sollten Sie jedoch nicht gleich beim ersten Mal versuchen. Üben sie achtsam und vorsichtig.

Das Heilmantra

Der Klang unserer eigenen Stimme kann heilend wirken. Durch verschiedene Töne werden verschiedene Schwingungen erzeugt. Stellen Sie sich doch einmal den Unterschied vor beim Anhören gregorianischer Gesänge bzw. beim Hören von Straßenlärm. Es sind Schwingungen, die unterschiedliche Stimmungen in uns wachrufen. Je nachdem, wie wir die Töne einsetzen, können sie uns nutzen oder schaden.

In der tibetischen Tradition hat man Tausende Jahre die Wirkung dieser Klänge auf Körper und Geist erforscht. Somit ist es für uns relativ leicht, mit einfachen Mantras meist eine schnelle Wirkung zu erzielen.

Mantras kann man überall und immer auch lautlos einsetzen. Sie **Mantras** können so zu einem ständigen Begleiter werden **unterstützen** und die Heilkraft der vorangegangenen Übungen **die Heilkraft** unterstützen. Man kann sie morgens, abends, im Traum oder sogar im Schlaf rezitieren. Ausschlaggebend sind Konzentration und Motivation. Wenn Geist und Herz sich vereinen, ist die Wirksamkeit am stärksten.

Für Ihre Nacken- und Schulterbeschwerden schlage ich Ihnen das Mantra der grünen Tara vor:

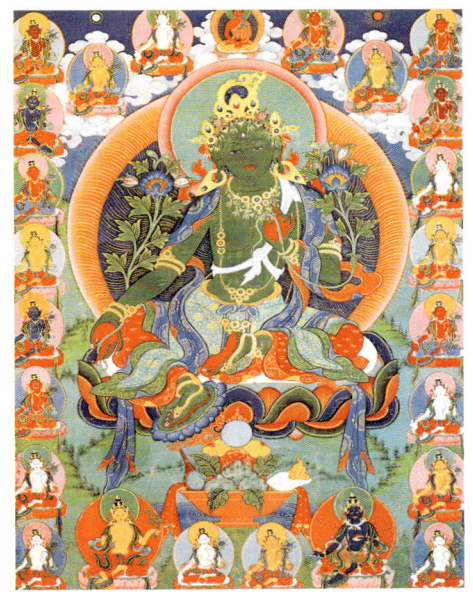

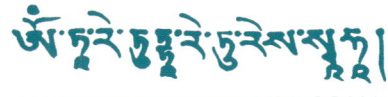

OM TARE TU-TARE TURE SOHA

Versuchen Sie, Vertrauen in die Kraft des Tones in sich zu wecken. Sprechen Sie das Mantra so oft wie möglich.

Öffnen Sie sich für Ihre Heilung.

Kompetente
Ratgeber
Praktische
Hilfe

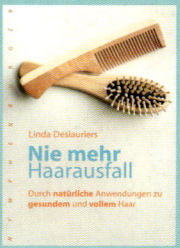

Linda Deslauriers
Nie mehr Haarausfall
Durch **natürliche** Anwendungen zu **gesundem** und **vollem** Haar

ISBN 978-3-485-01123-5
64 Seiten, farb. Abb.

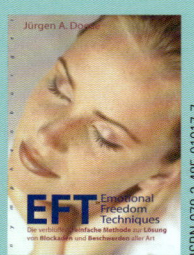

Jürgen A. Do...
EFT Emotional Freedom Techniques
Die verblüffend **einfache** Methode zur **Lösung** von **Blockaden** und Beschwerden aller Art

ISBN 978-3-485-01017-7
64 Seiten, farb. Abb.

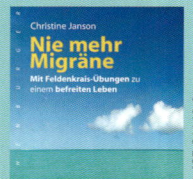

Christine Janson
Nie mehr Migräne
Mit Feldenkrais-Übungen zu einem **befreiten** Leben

ISBN 978-3-485-01140-2
64 Seiten, farb. Abb.

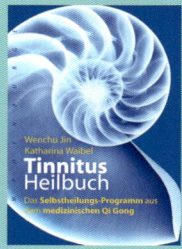

Wenchu Jin
Katharina Waibel
Tinnitus Heilbuch
Das Selbstheilungs-Programm aus dem medizinischen Qi Gong

ISBN 978-3-485-01139-6
64 Seiten, farb. Abb.

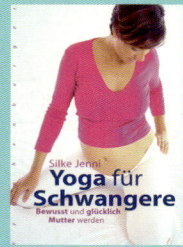

Silke Jenni
Yoga für Schwangere
Bewusst und **glücklich Mutter** werden

ISBN 978-3-485-01032-0
64 Seiten, farb. Abb.

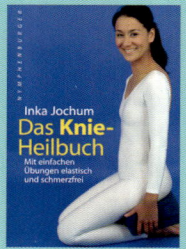

Inka Jochum
Das Knie-Heilbuch
Mit einfachen Übungen elastisch und schmerzfrei

ISBN 978-3-485-01300-0
64 Seiten, farb. Abb.

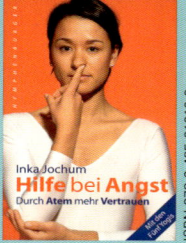

Inka Jochum
Hilfe bei Angst
Durch **Atem** mehr **Vertrauen**

ISBN 978-3-485-01016-0
64 Seiten, farb. Abb.

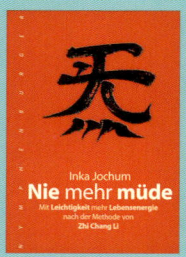

Inka Jochum
Nie mehr müde
Mit **Leichtigkeit** mehr **Lebensenergie** nach der Methode von **Zhi Chang Li**

ISBN 978-3-485-00896-0
64 Seiten, farb. Abb.

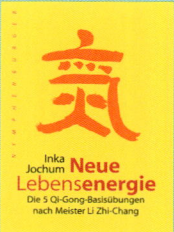

Inka Jochum Neue Lebensenergie
Die 5 Qi-Gong-Basisübungen nach Meister Li Zhi-Chang

ISBN 978-3-485-01048-1
64 Seiten, farb. Abb.

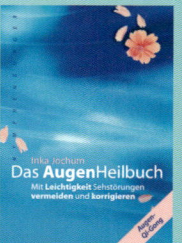

Inka Jochum
Das Augen Heilbuch
Mit **Leichtigkeit** Sehstörungen **vermeiden** und **korrigieren**

ISBN 978-3-485-00925-6
56 Seiten, farb. Abb.

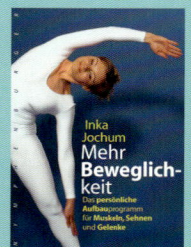

Inka Jochum
Mehr Beweglichkeit
Das persönliche Aufbauprogramm für Muskeln, Sehnen und Gelenke

ISBN 978-3-485-01090-0
64 Seiten, farb. Abb.

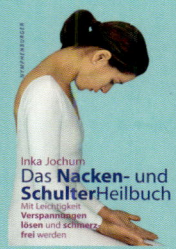

Inka Jochum
Das Nacken- und Schulter Heilbuch
Mit Leichtigkeit
Verspannungen
lösen und schmerz
frei werden

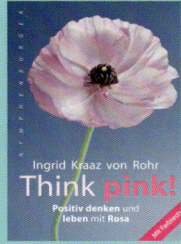

Ingrid Kraaz von Rohr
Think pink!
Positiv denken und
leben mit Rosa

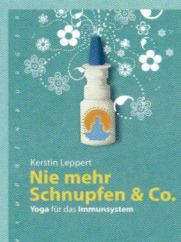

Kerstin Leppert
Nie mehr
Schnupfen & Co.
Yoga für das Immunsystem

ISBN 978-3-485-01158-7
64 Seiten, farb. Abb

ISBN 978-3-485-01047-4
64 Seiten, farb. Abb

ISBN 978-3-485-01194-5
64 Seiten, farb. Abb

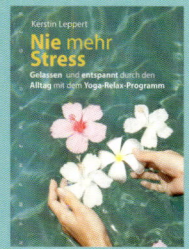

Kerstin Leppert
Nie mehr
Stress
Gelassen und entspannt durch den
Alltag mit dem Yoga-Relax-Programm

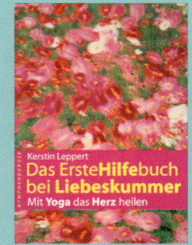

Kerstin Leppert
Das ErsteHilfebuch
bei Liebeskummer
Mit **Yoga** das **Herz** heilen

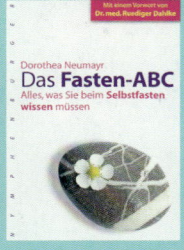

Dorothea Neumayr
Das Fasten-ABC
Alles, was Sie beim **Selbstfasten**
wissen müssen

ISBN 978-3-485-01124-2
64 Seiten, farb. Abb

ISBN 978-3-485-01060-3
64 Seiten, farb. Abb

ISBN 978-3-485-01176-1
64 Seiten, farb. Abb

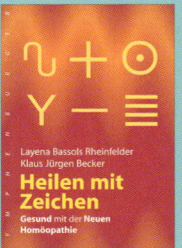

Adelheid Ohlig
Gute Reise und
was zum **Wohlfühlen**
dazu gehört
Gesundheits-Tipps
für Körper, Geist
und Seele

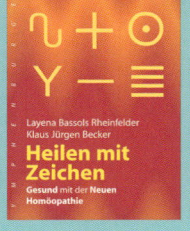

Layena Bassols Rheinfelder
Klaus Jürgen Becker
Heilen mit
Zeichen
Gesund mit der **Neuen**
Homöopathie

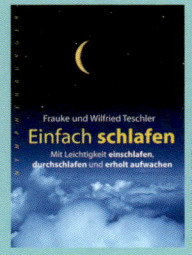

Werner Rieth
Das Yoga-Abnehmbuch
In **fünf Wochen** zum persönlichen
Wohlfühlgewicht

ISBN 978-3-485-00910-2
80 Seiten, farb. Abb

ISBN 978-3-485-01195-2
64 Seiten, farb. Abb

ISBN 978-3-485-00906-0
64 Seiten, farb. Abb.

Barbara Rütting
Lach dich gesund
Ratschläge, Tipps und Tricks

Barbara Rütting
Gesunde Ernährung
kurz & bündig
Meine **besten** Tipps

Frauke und Wilfried Teschler
Einfach schlafen
Mit Leichtigkeit **einschlafen,**
durchschlafen und erholt aufwachen

ISBN 978-3-485-01077-1
64 Seiten, farb. Abb

ISBN 978-3-485-01157-0
64 Seiten, farb. Abb

ISBN 978-3-485-01089-4
64 Seiten, farb. Abb

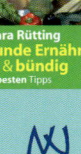

Die Autorin

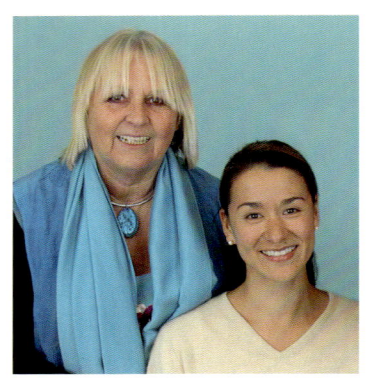 Inka Jochum unterrichtet seit über vierzig Jahren Atemtherapie, autogenes Training, Yoga und Tai Chi. Sie war über dreißig Jahre Dozentin an der Staatlichen Gymnastiklehrerschule Kleine Nestler und gibt regelmäßig Kurse an der Volkshochschule und in anderen Kursräumen. Sie veranstaltet Energietage, Wochenendkurse und bietet Seminare an Kraftplätzen auf Kreta, in Marokko, Indien, Ladakh und Tibet an. 1984 gründete Inka Jochum die DANA e.V., die Gesellschaft zur Erhaltung tibetischer Kultur und Medizin (www.dana-ev.de).

Inka Jochum, Pschorrstraße 21, 82340 Feldafing, Telefon und Fax: 00 49-81 57-99 80 99, Mobil: 00 49-1 72-5 45 62 22, www.inka-jochum.de, E-Mail: info@inka-jochum.de

Das Schulterprogramm

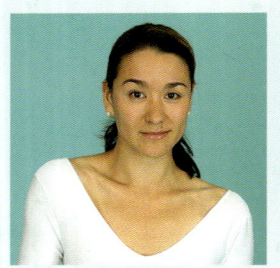 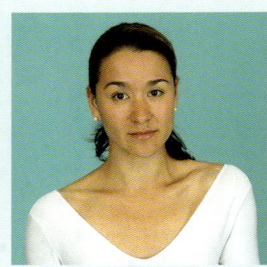 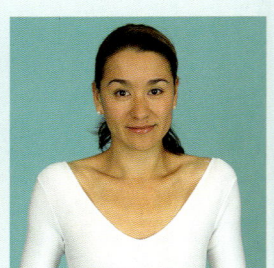

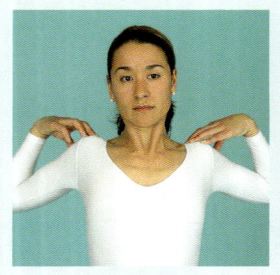 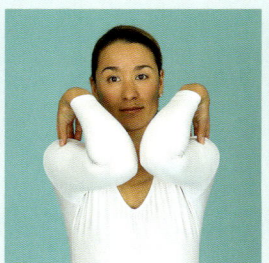 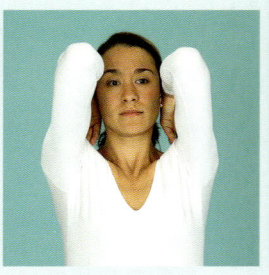